BEI GRIN MACHT SICH IHR WISSEN BEZAHLT

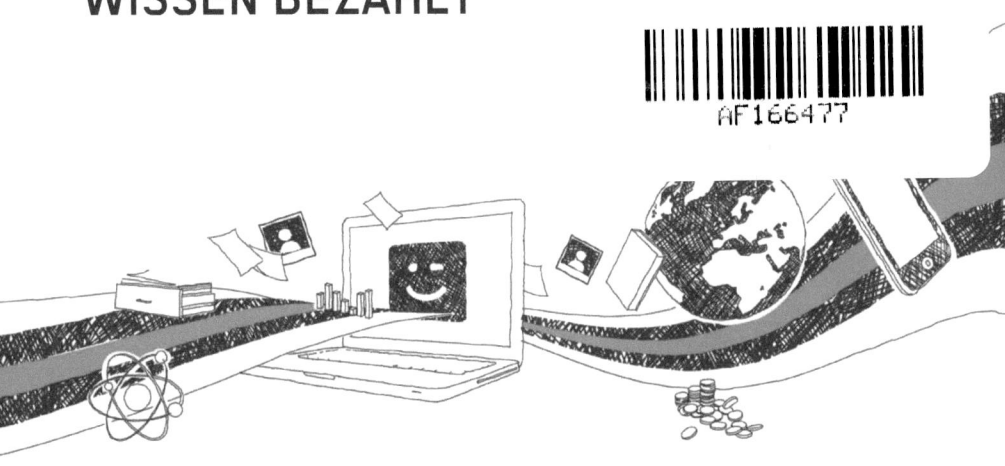
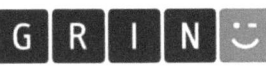

Vorbereitung und Mitgestaltung eines Aufbaus eines BGM für ein Musterunternehmen

GRIN

Bibliografische Information der Deutschen Nationalbibliothek:

Die Deutsche Nationalbibliothek verzeichnet diese Publikation in der Deutschen Nationalbibliografie; detaillierte bibliografische Daten sind im Internet über http://dnb.d-nb.de abrufbar.

ISBN: 9783346830890
Dieses Buch ist auch als E-Book erhältlich.

© GRIN Publishing GmbH
Nymphenburger Straße 86
80636 München

Druck und Bindung: Books on Demand GmbH, Norderstedt Germany
Gedruckt auf säurefreiem Papier aus verantwortungsvollen Quellen

Das vorliegende Werk wurde sorgfältig erarbeitet. Dennoch übernehmen Autoren und Verlag für die Richtigkeit von Angaben, Hinweisen, Links und Ratschlägen sowie eventuelle Druckfehler keine Haftung.

Das Buch bei GRIN: https://www.grin.com/document/1331124

Deutsche Hochschule für
Prävention und Gesundheitsmanagement
Hermann-Neuberger-Sportschule 3
66123 Saarbrücken

Hausarbeit

Studiengang	Master of Arts Prävention und Gesundheitsmanagement
Studienmodul	Betriebliches Gesundheitsmanagement I
Datum Präsenzphase	09.01.-11.01.2023
Aufgabe	Vorbereitung und Mitgestaltung eines Aufbaus eines BGM für die Meisterbau GmbH.

Inhaltsverzeichnis

1 Belastung und Beanspruchung

1.1 Anfallende Tätigkeiten

Die folgende Hausarbeit bezieht sich auf den Aufbau eines BGM für die Meisterbau GmbH. Das 1968 gegründete Unternehmen umfasste bei der Gründung fünf Mitarbeiter, welches bis heute einen stetigen Wachstum verzeichnen konnte und auf insgesamt 652 Beschäftigte angestiegen ist. Somit wird das Unternehmen in die Kategorie der Großunternehmen eingestuft (IfM Bonn, 2016; Statistisches Bundesamt (Destatis), 2022). Das in dritter Generation geführte Unternehmen arbeitet sowohl im Hoch- als auch im Tief- und Straßenbau, wobei der Schwerpunkt im Tief- und Straßenbau liegt. Während die Meisterbau GmbH als regionales Unternehmen betrachtet werden kann, werden dennoch überregionale Arbeiten durchgeführt. Hierzu zählen unter anderem Tätigkeiten in der Erneuerung von Bundesstraßen und Autobahnen. Für die direkten Tätigkeiten auf den Baustellen, bei Arbeiten auf dem Firmengelände, Erledigungen der verschiedener Arbeitsaufgaben oder im Baumaschinen- und Materialbereich werden 85% der Beschäftigten eingezogen, während die restlichen 15% der Mitarbeiter im Bereich Geschäftsführung, Marketing/Vertrieb, Verwaltung, Planungsbereich und Bauleitung tätig sind.

Die Meisterbau GmbH besitzt durch ihre Größe ein breites Spektrum an Mitarbeiterqualifikationen. Diese können unter anderem Straßenbauer, Maschinenfahrer oder auch Bürofachangestellte sein. Im Folgenden werden drei Tätigkeiten beschrieben, welche die Meisterbau GmbH durch seine Beschäftigten durchführt. Da 85% der Mitarbeiter mehr oder weniger körperliche Arbeiten verrichten, werden zwei der drei folgenden genannten Tätigkeitsfelder auf den direkten Bereich um und auf die Baustelle bezogen.

Als erstes Tätigkeitsfeld sind Pflasterarbeiten zu nennen, die das Unternehmen für private als auch kommunale Arbeiten durchführt. Hierbei werden kleine als auch größere Plätze, Einfahrten oder Hoch- und Tiefbordsteine gepflastert.

Ein weiteres Tätigkeitsfeld stellt das Führen von Maschinen dar, welche auf dem Betriebsgelände, auf dem eigentlichen Arbeitsplatz sowie auf dem Hin- und Rückweg durchgeführt werden. Dies schließt unter anderem das Führen von diversen Maschinen wie beispielsweise Baggern oder Walzen mit ein. Maschinenfahrer und -führer müssen auch körperlich aktiv werden, indem sie beispielsweise nötiges Werkzeug neu anschließen. Dies kann im Fall eines Wechsels der Schaufel von Nöten sein.

Als dritte Tätigkeit sind allgemeine Bürotätigkeiten zu nennen. Im Bereich der Geschäftsführung, Marketing/Vertrieb etc. werden unter anderem Rechnungen geschrieben, Auftragsverhandlungen durchgeführt, Neukundenakquise oder auch aufwendige Planungsarbeiten am Computer durchgeführt.

1.2 Belastungen der Tätigkeiten

Unter dem Begriff „Belastungen" in Bezug auf die Arbeitswelt „werden alle Faktoren verstanden, die von außen auf den Menschen Einfluss haben sowie psychisch und physisch auf ihn einwirken" (Uhle & Treier, 2019, S.120). Hierbei werden jedoch die Auswirkungen auf den jeweiligen Menschen unberücksichtigt.

Der Begriff „Belastung" hat nicht ausschließlich einen negativen Einfluss auf den Menschen. Haben die Belastungen einen negativen Einfluss, so spricht man vorrangig von „Fehlbelastungen" (Uhle & Treier, 2019, S.120-123).

Die folgende Tabelle 1 zeigt die Tätigkeiten und die dazugehörigen zentralen Belastungen der einzelnen Tätigkeitsfelder der Meisterbau GmbH auf.

Tabelle 1: Tätigkeiten und dazugehörige zentralen Belastungen (eigene Darstellung)

Tätigkeitsfeld	Zentrale Belastungen
Pflastersteine verlegen	1. Verlegen von Pflastersteinen 2. Arbeiten zu festgelegten Uhrzeit im Außenbereich
Maschinenführer	1. Steuerung der Maschinen auf dem Weg hin, vor Ort und zurück von der Baustelle (Beispiel bezieht sich auf den Straßenbau: Autobahn) 2. Lärmbelastung durch die eigenen Maschinen als auch durch Personenkraftwagen (PKWs) oder Lastkraftwagen (LKWs), besonders intensiv auf Autobahnen oder Landstraßen
Dateneingabe & Dokumentenverwaltung (Büroarbeit)	1. Langes Sitzen vor dem Computer 2. Zeitdruck

1.3 Wirkungskette der Meisterbau GmbH

Der Begriff „Beanspruchung" ist von dem Begriff der „Belastung" zu unterscheiden (Rohmert & Rutenfranz, 1975, S.8; Uhle & Treier, 2019, S.120).

Die Bedeutung einer „Belastung" definiert Rohmert und Rutenfranz (1975, S.8), dass auf den Menschen einwirkende Größen und Faktoren ausschließlich objektiv und von außen her auf den Menschen einwirken. Deren tatsächliche Auswirkungen im oder auf den Menschen bleiben unter dem Begriff der „Belastung" unberücksichtigt.

Der Begriff „Beanspruchung" definierte Rohmert und Rutenfranz (1975, S.8) als „deren Auswirkungen im Menschen und auf den Menschen". Diese können sich vollkommen unterschiedlich auswirken, da jeder Mensch unterschiedliche individuelle Eigenschaften und Fähigkeiten besitzt, welche auf dieser Grundlage unterschiedliche Beanspruchungen hervorrufen (Rohmert & Rutenfranz, 1975, S.8).

Letztendlich können somit dauerhafte beeinträchtigende Beanspruchungen in der Arbeitswelt in Folge von negativen Belastungen sogenannte „Beanspruchungsfolgen" nach sich ziehen (Uhle & Treier, 2019, S.123).

Die folgende Tabelle 2,3 & 4 stellt drei Wirkungsketten ausgewählter Tätigkeiten der Meisterbau GmbH vor.

Tabelle 2: Fehlbelastung und Beanspruchungsfolge der Tätigkeit „Pflastersteine verlegen" (eigene Darstellung)

Tätigkeit 1: Pflasterarbeiten	
Belastung 1: manuelles verlegen von Pflastersteinen	Belastung 2: Arbeiten zu festgelegten Uhrzeiten im Außenbereich
Fehlbelastung: - hohes Gewicht der Steine - ungünstige Ausgangshöhe der Steine (auf Palette, Boden) - ungünstige Verlegungshöhe der Steine (Boden) - ungünstige Körperhaltung	Fehlbelastung: - Hohe Temperaturen im Sommer - Niedrige Temperaturen im Winter - starker Regen / Wind
Beanspruchungsfolge: - Überbeanspruchung der Skelettmuskulatur - Belastung der passiven Strukturen Infolge von ermüdeter Skelettmuskulatur - Allgemein stark beanspruchte Muskulatur kann das vegetative Nervensystem stark belasten und zu Fehlentscheidungen/Unachtsamkeit vor Ort führen	Beanspruchungsfolge: - Überbeanspruchung des Körpers kann bis zu einem Hitzschlag führen - Niedrige Temperaturen können in Extremfällen zu Unterkühlungen führen - Allgemein stark beanspruchte Muskulatur kann das vegetative Nervensystem stark belasten und zu Fehlentscheidungen/Unachtsamkeit vor Ort führen

Tabelle 3: Fehlbelastung und Beanspruchungsfolge der Tätigkeit „Maschinenführer" (eigene Darstellung)

Tätigkeit 2: Maschinenführer	
Belastung 1: Steuerung von Baustellenfahrzeugen auf Autobahnen	Belastung 2: Lärmbelastung
Fehlbelastung: - starke Ganzkörper-Vibrationen beim Führen von Maschinen - schlechte Witterungsverhältnisse - Forderung einer hohen Aufmerksamkeit keine PKWs oder LKWs auf der Fahrbahn zu beeinflussen - zu hoher Zeitdruck für die Fertigstellung und Freigebung des eingegrenzten Bereiches der Autobahn - ungünstige Schichtarbeit (Tag-Nacht-Schichten)	Fehlbelastung: - hohe Lärmbelastung durch Maschinen (Walzen, Bagger etc.) - hohe Lärmbelastung durch schnell vorbeifahrende PKWs oder LKWs
Beanspruchungsfolge: - ruhiges, langanhaltendes sitzen kann zur Unterkühlung im Winter führen - starke Hitze kann im Sommer zu einem Hitzschlag führen - Aufmerksamkeitsdefizite aufgrund unterschiedlicher Schichtarbeit führt unter anderem zu Müdigkeit und schließlich zu Unachtsamkeit - Schlafmangel kann dem Nervensystem nicht die nötige Regenerationsphase bieten, um vollständig erholt am nächsten Tag die Schicht zu beginnen	Beanspruchungsfolge: - Eine hohe Lärmbelastung kann zu einer Verschlechterung des Hörvermögens führen - Zu hoher Lärm kann Stress auslösen und die Konzentration senken

Tabelle 4: Fehlbelastung und Beanspruchungsfolge der Tätigkeit „Büroarbeiten" (eigene Darstellung)

Tätigkeit 3: Dateneingabe & Dokumentenverwaltung (Büroarbeit)	
Belastung 1: Computerarbeiten (langes sitzen vor dem Computer)	Belastung 2: Zeitdruck
Fehlbelastung: - ständiges, monotones betätigen der Tastatur und Maus - zu hoch/niedrig eingestellte Bildschirmhelligkeit - zu niedriger/hoher Arbeitstisch - zu hoch/niedrig eingestellte Bildschirmhöhe - falsch platzierte Bildschirme im Raum z.B. vor einem Fenster aus Sonnenrichtung	Fehlbelastung: - zu kurzfristige Meilensteine werden vorgegeben, um eine bestimmte Zielerreichung zu gewährleisten - zu viel Arbeitsaufgaben werden erhoben
Beanspruchungsfolge: - Skelettmuskulatur wird überbeansprucht sodass der Körper in eine Schonhaltung übergeht und somit passive Strukturen belastet - Verspannungen der Skelettmuskulatur können unter anderem zu Kopfschmerzen führen - Einseitige Belastungen können zu Entzündungen in Sehnen und Bändern führen (z.B. Epicondylitis radialis humeri oder Epicondylitis ulnaris humeri) - Bildschirmausrichtung vor einem Fenster führt zu dauerhaften blenden, welches zu Augenschäden führen kann	Beanspruchungsfolge: - zu viele Aufgaben in zu geringer Zeit zu erledigen führt zu einem hohen Stresslevel - Zu hoher Zeitdruck führt unmittelbar zu diversen Fehlern - Burnout-Gefahr durch zu hohen Druck

1.4 Belastungs-Beanspruchungs-Modell nach Rohmert & Rutenfranz

Die zuvor dargestellte Wirkungskette (vgl. Kapitel 1.3) stellte die Belastung, Fehlbelastung und die Beanspruchungsfolge der Meisterbau GmbH vor. Dieses vorgestellte Konzept entwickelte Rohmert und Rutenfranz im Jahr 1975, welches noch heute als Belastungs- und Beanspruchungs-Konzept im arbeitswissenschaftlichen Bereich angewandt wird. Es wurde erkannt, dass die Arbeitsschwere durch verschiedene Einflüsse, zunächst durch situative Faktoren zu einer Aktivität (Belastung) und schließlich zu einer Beanspruchung führt. Durchgeführte Tätigkeiten können dabei durch eine hohe Motivation, emotionale oder andere Faktoren sowie durch die Disposition der Mitarbeiter beeinflusst werden.

Die Arbeitsschwierigkeit führt demnach zu Belastungen, welche eine Aktivität nach sich ziehen und Beanspruchungen in Folge haben mit dem Resultat, dass der Beschäftigte eine Anpassung an die herrschenden Gegebenheiten bezieht oder dass Funktionsminderungen, wie beispielsweise Ermüdung oder Fehlentscheidungen, entstehen. Rohmert und Rutenfranz (1975) kategorisierte vier unterschiedliche Bewertungsebenen einer Arbeitstätigkeit: „Ausführbarkeit", „Erträglichkeit", „Zumutbarkeit" und „Zufriedenheit".

Rohmert und Rutenfranz (1975) definierten die Begriffe durch unterschiedliche Aspekte. Unter dem Begriff der Ausführbarkeit ist die Leistungsfähigkeit des Menschen auf die Arbeitsaufgabe bezogen. Hier muss die Arbeit so gewählt werden, dass der Mitarbeiter die Fähigkeiten besitzt, eine Arbeit ausführen zu können. Im nächsten Schritt folgt die „Erträglichkeit". Hierbei wird eingegrenzt, wie lange der Beschäftigte die Ausführbarkeit aufrechterhalten kann. Beide Be-

6

wertungsebenen werden als objektiv eingestuft. Die „Zumutbarkeit" und „Zufriedenheit" werden als nicht objektiv eingestuft, da die Zumutbarkeit gruppen- und gesellschaftlichen Einflüssen unterliegt, während die „Zufriedenheit" durch äußere Einflüsse beeinflusst wird.

Durch den Wandel der Arbeitswelt ergänzte Rohmert (1984) dieses Modell, neben den bereits aufgeführten körperlichen Belastungen, zusätzlich durch informatorische und psychosoziale.

Die große Vielfalt an unterschiedlichen Belastungs- und Beanspruchungsfaktoren sowie durch die Wechselwirkungen zwischen Belastung und Beanspruchung führte dazu, dass das Modell von Rohmert und Rutenfranz als Grundkonzept angesehen wurde, welches im Laufe der Zeit weiterentwickelt worden ist (Dupuis & Konietzko, 1989; Weinreich & Weigl, 2002; Cholakova, Reichert & Thio, 2008; Frieling & Sonntag, 1999). So unterschied Konietzko und Dupuis (1989) beispielsweise, dass die auftretende Belastungen entweder innerhalb oder außerhalb des Organismus gemessen werden können (Weinreich & Weigl, 2002).

Somit legte Rohmert und Rutenfranz (1975) den Grundbaustein für das Belastungs-Beanspruchungs-Konzept, welches im Laufe der Zeit von unterschiedlichen Wissenschaftlern weiterentwickelt worden ist. Das Verhältnis und die Wechselwirkung zwischen Belastung und Beanspruchung der arbeitenden Bevölkerung stellt eine wichtige Aufgabe im Gesundheitsschutz dar und gehört auch heute zu den wichtigsten Aufgaben in der Gefahrenbeurteilung am Arbeitsplatz.

Aufgrund der Wichtigkeit wurde zudem das Belastungs-Beanspruchungs-Konzept in die DIN EN ISO 26800 aufgenommen, um in der Wissenschaft das Auftreten unterschiedlicher Konzepte zu vermeiden (Stowasser, 2012). Bei der DIN EN ISO 26800 handelt es sich um eine Festhaltung zugrundeliegender ergonomischer Grundsätze und Prinzipien sämtlicher Anwendungen am Arbeitsplatz fest (Stowasser, 2012).

2   Bedarfe für ein BGM

Der Bedarf eines betrieblichen Gesundheitsmanagements ist aus verschiedenen Sichtweisen ein unverzichtbares Instrument, um das Unternehmen auf den stetig existierenden wirtschaftlichen und sozialen Wandel vorzubereiten und zu stützen. Das zukünftige Bestehen des Unternehmens soll unter anderem durch ein existierendes betriebliches Gesundheitsmanagement gestützt werden. Dennoch stellt sich die Frage, welche Herausforderungen ein Unternehmen bewältigen muss, um den Bedarf einer Einführung eines BGM im Unternehmen der Meisterbau GmbH zu stützen. Im Folgenden wird somit eine Bedarfsprüfung für den Aufbau eines BGM vorgestellt.

Dies soll die drei wichtigsten Herausforderungen genauer erläutern, die in naher Zukunft auf die Meisterbau GmbH zustoßen.

Als erste Herausforderung ist der bereits existierende demografische Wandel in Deutschland zu nennen (Hollederer, 2016, S.132). Aufgrund der geburtenstarken Jahrgänge Deutschlands, welche Mitte der 1950er bis Ende der 1960er Jahre geboren sind, werden innerhalb der nächsten eineinhalb Jahrzehnte das Renteneintrittsalter erreichen (Zwiener, Blank, Logeay, Türk & Wöss, 2020, S.35). Diese sogenannten „Babyboomer" werden somit den Rentneranteil der Bundesrepublik Deutschland (BRD) stark erhöhen. Aufgrund dessen, dass seit den „Babyboomern" der Geburtenverlauf in Deutschland stetig abnimmt, werden zukünftig immer weniger junge Menschen nachrücken (Pötzsch, 2012, S.6). Folglich wird somit das Durchschnittsalter der Mitarbeiter in Deutschland erhöht, um den mangelnden Mitarbeiterzuwachs zu kompensieren, welches zu einer hohen Anzahl an Arbeitsunfähigkeitstagen der Mitarbeiter führen kann. Denn desto älter ein Mensch wird, desto höher ist das Risiko einer hohen Krankheitsdauer je Arbeitsunfähigkeitsfall (Bungard et al., 2013, S.22). Dies bestätigt zusätzlich den derzeit herrschenden Fachkräftemangel, welcher in Zukunft noch weiter ansteigen wird (Wunsch & Buchmann, 2019, S.43).

Aufgrund dessen, dass das Unternehmens bereits seit mehreren Generationen geführt wird, ist davon auszugehen, dass auch Mitarbeiter im hohen Erwerbsfähigen Alter im Unternehmen tätig sind.

Als weitere Herausforderung ist die Veränderung der Gesundheit und das Gesundheitsverhalten zu benennen. Um die allgemeine Gesundheit und das Gesundheitsverhalten der deutschen Bevölkerung beurteilen zu können, wird zunächst der Begriff Gesundheit definiert: „Gesundheit wird als Zustand des vollkommenen körperlichen, sozialen und geistigen/seelischen Wohlbefindens und nicht als das Freisein von Krankheit/Gebrechen beschrieben" (WHO, 1946).

So ist innerhalb der letzten Jahrzehnte eine Verschiebung der Krankheitsbilder zu beobachten, welche sich von lebensbedrohlichen Infektionskrankheiten zu steigenden chronischen Erkrankungen verändern (Prütz et al. 2014 S.6). Dies könnte unter anderem an der Industrialisierung, aber auch an den rechtliche Richtlinien wie das Arbeitsschutzgesetz (ArbSchG) liegen, welche einen entsprechenden Beitrag zur Arbeitssicherung geleistet haben (Uhle & Treier, 2019, S.69). Dennoch verschieben sich diese gesundheitlichen Beschwerden auf andere Krankheitsbilder wie Diabetes mellitus, Adipositas oder Herz-Kreislauf-Erkrankungen (Uhle & Treier, 2019, S.18-23). Aber auch psychische Störungen gewinnen immer mehr an Relevanz. So sind psychische Erkrankungen seit 2010 bis 2020 um 56% gestiegen (Meyer, Wing, Schenkel & Meschede, 2021, S.443).

Zudem können Rückenschmerzen als Volkskrankheit bezeichnet werden (Eckardt, 2011, S.2), da diese Schmerzen zu den größten Gesundheitsproblemen in Deutschland zählen, denn 55-75% der Erwachsenenbevölkerung leidet im Laufe eines Jahres an solchen Schmerzen (Fahland, Kohlmann & Schmidt, 2016, S.4).

Froböse und Wallmann-Sperlich (2021) untersuchte in der Studie „Wie gesund lebt Deutschland" das Gesundheitsverhalten der deutschen Bevölkerung anhand der Parameter „Aktivität", „Ernährung", „Rauchen", „Alkohol" und „Stressempfinden" mit dem Ergebnis, dass das Gesundheitsverhalten in einer Benchmark-Realisierung im Jahresvergleich seit 2010 bis 2021 tendenziell sinkt (Froböse & Wallmann-Sperlich, 2021, S.21). Besonders auffallend war der negative Anstieg des Benchmarks „Stressempfinden". Hierbei ist davon auszugehen, dass dieses Ergebniss aus dem Jahr 2021 durch die COVID-19-Pandemie beeinflusst worden ist.

Anhand der zuvor dargestellten Ergebnisse ist demnach die Gesundheit und das Gesundheitsverhalten als durchaus durchwachsen einzustufen.

Als dritte Herausforderung ist der Begriff „Arbeit 4.0", oder auch „New Work" genannt, zu nennen und im Folgenden erläutert. Der Begriff „Arbeit 4.0" beschreibt den digitalen und flexiblen Wandel bezogen auf die Arbeitswelt (Uhle & Treier, 2019, S.161). Dies ist jedoch erst durch den stetig steigenden technologischen Fortschritt realisierbar gemacht worden.

Eine europäische Umfrage zeigte, dass durch die COVID-19-Pandemie 48% der Befragten Personen mindestens zeitweise im Home-Office gearbeitet haben und 34% vollständig im Home-Office waren (Eurofound, 2020) Bedingt durch den Corona-Virus und der damit einhergehende Lockdown und Home-Office im Jahr 2020 ist davon auszugehen, dass dies den bereits existierenden digitalen Wandel deutlich vorangetrieben hat. Dies bestätigen auch Kennzahlen von Software-Herstellern, da Programme wie „Zoom" , welches als cloudbasiertes Kommunikationstool genutzt wird, immer mehr an Bedeutung gewinnen (Appelfeller & Feldmann, 2023, S.320).

Da die Meisterbau GmbH 97 Mitarbeiter besitzt, welche Bürotätigkeiten ausüben (vgl. Kapitel 1.1), ist dies als nicht zu vernachlässigende Herausforderung zur Einführung eines BGM einzustufen. Zudem stellt zukünftig der Arbeitsplatz „Zuhause" eine neue Herausforderung im BGM dar.

Aufgrund der zuvor aufgezeigten Herausforderungen zum Thema „demografischer Wandel", „Gesundheit und Gesundheitsverhalten" und „Arbeit 4.0 / New Work" ist in der heutigen Welt der Bedarf einer Einführung eines BGM als durchaus hoch einzustufen und sollte demnach nicht vernachlässigt werden.

3 BGM-Ziele

3.1 Übergeordnete BGM-Ziele (Ebene Vision/Mission)

Die folgende Tabelle 5 veranschaulicht die BGM-Ziele der Meisterbau GmbH auf der Ebene der Vision/Mission des Unternehmens. Die Vision eines Unternehmens bildet unter anderem den Grundbaustein der strategischen Führung und Umsetzung (Simon & Gathen, 2010, S.15), während die Mission angibt, wie das „Unternehmen nach außen, oftmals vor allem von seinen Kunden, gesehen werden will" (Lauer, 2019, S.113).

Die folgenden BGM-Ziele stellen somit die übergeordneten BGM-Ziele der Meisterbau GmbH dar, welche im späteren Verlauf eine Konkretisierung unterzogen werden müssen. Hierfür eignet sich besonders die SMART-Formel (Spezifisch, Messbar, Attraktiv, Realistisch und Terminiert), um folglich eine Erfolgsmessung zu realisieren.

Tabelle 5: Übergeordnete BGM-Ziele (eigene Darstellung)

BGM-Ziel (Ebene Vision/Mission)	Erläuterung
Profitabilitätssteigerung	Als primäres BGM-Ziel ist der wirtschaftliche Nutzen des Unternehmens zu nennen, um folglich die Profitabilität der Meisterbau GmbH zu steigern. Demnach müssen alle Aufwendungen für ein erfolgreiches BGM dem Unternehmen einen wirtschaftlichen Nutzen bringen. Unter anderem führen folgende Punkte zu einer Verbesserung der Wirtschaftlichkeit der Meisterbau GmbH: - Unter dem Begriff des betrieblichen Eingliederungsmanagements ist die Wiedereingliederung und berufliche Rehabilitation für Langzeiterkrankte Mitarbeiter zu verstehen (Uhle & Treier, 2019, S.37). Demnach führt eine Verbesserung des BEM und die damit einhergehende schnellere Rehabilitation des Beschäftigten zu Kostensenkungen. - Senkung der allgemeinen Gesundheitsausgaben für Mitarbeiter. Die Einführung diverser Präventivmaßnahmen z.B. im Bereich der Gesundheitsförderung können die Kosten durch entstandene Arbeitsausfälle senken.
Stärkung des Sozial- und Humankapitals Stärkung des Sozial- und Humankapitals	Als weiteres übergeordnetes Ziel der Meisterbau GmbH ist es die allgemeine eine Stärkung des Sozial- und Humankapitals des Unternehmens zu nennen. Unter dem Begriff des „Sozialkapitals" sind nach Badura (2017, S.38) systematischen Voraussetzungen wie zum Beispiel gelingende Kooperationen, vertrauensvoller Beziehungen mit gemeinsamen Werten, Zielen und Überzeugungen sowie einer unterstützenden Führung der Beschäftigten zu verstehen. Der Begriff „Humankapital" beschreibt persönliche Voraussetzungen des Mitarbeiters, welche unter anderem die Fach- und Sozialkompetenz sowie die Gesundheit der Mitarbeiter betreffen (Badura, 2017, S.38). Die Stärkung beider Punkte kann durch unterschiedliche Maßnahmen gesichert werden: - Optimierung des Arbeitsplatzes auf der Baustelle vor Ort oder im Bürogebäude / Home-Office - Durchführung von Gesundheitstagen in Kooperation mit anderen Unternehmen beispielsweise mit Gesundheitsstudios und/oder Krankenkassen. Hier können Vorträge zu unterschiedlichen Aspekten der Gesundheit gehalten werden. Zusätzlich können kleine Gesundheitstests durchgeführt werden, um den Mitarbeitern den eigenen Gesundheitszustand zu veranschaulichen. Dies stellt sich als interessante Möglichkeit dar, da nahezu jeder zweite Bundesbürger keinen Sport treibt (Sammito, 2018, S.1). - Regelmäßige Fortbildungen zum Thema Fach- und Sozialkompetenz und Gesundheit
Verbesserung des Wohlbefindens	Um das Unternehmen im Rahmen des zuvor genannten demografischen Wandels (vgl. Kapitel 2) zukunftssicher zu gestalten, stellt sich als weiteres Ziel die

BGM-Ziel (Ebene Vision/Mission)	Erläuterung
	Zukunftssicherung durch eine Verbesserung des Wohlbefindens der Mitarbeiter am Arbeitsplatz dar. Das Wohlbefinden jeden einzelnen Mitarbeiters ist als entscheidende Rolle zum unternehmerischen Erfolg zu sehen. Um das Wohlbefinden der Mitarbeiter zu analysieren sind einzelne Mitarbeitergespräche notwendig, um daraus resultierende Handlungswege planen zu können. Eine Steigerung des Wohlbefindens der Mitarbeiter soll demnach die Zukunft des Unternehmens sichern, um dem steigenden Fachkräftemangel entgegenzuwirken, da zufriedene Mitarbeiter leistungsfähiger und motivierter sind (Half, 2017, S.13-14). Zusätzlich könnte in Folge dessen die Fluktuationsquote der Mitarbeiter gesenkt werden.

Aufgrund dessen, dass Führungskräfte maßgeblich zum Erfolg eines betrieblichen Gesundheitsmanagements beitragen und die Mitarbeiter positiv als auch negativ durch ihr Verhalten beeinflussen, ist es von großer Bedeutung, dass die gesamte Führungsebene hinter den Zielen des BGM steht (Meyer, 2008, S.22; Altenhöner, Köhler, Philippi & Alaze, 2014, S.6; Bechmann, Jäckle, Lück & Herdegen, 2011, S.18).

3.2 BGM-Ziele zuverlässiger gestalten

Um die Ziele für die Meisterbau GmbH zu konkretisieren ist es notwendig, zusätzliche Informationen über das Unternehmen zur Verfügung gestellt zu bekommen. Die folgende Tabelle 6 stellt zwei fehlende Informationen des vorgestellten Unternehmens vor, die zu einer Konkretisierung der Ziele führen können.

Tabelle 6: Fehlende Informationen der Meisterbau GmbH (eigene Darstellung)

Fehlende Information der Meisterbau GmbH	Erläuterung
Derzeitige Gesundheitssituation des Unternehmens	Grundlegende Informationen über die allgemeine Gesundheitssituation der Meisterbau GmbH wären von Nöten gewesen, um einen Handlungsansatz zur Einführung eines BGM zu finden. Dies könnte der ermittelte Krankenstand als Kennzahl sein, mit dem Wunsch des Unternehmens, diesen zukünftig zu senken.
Bestehende und/oder durchgeführte Gesundheitsmaßnahmen Bestehende und/oder durchgeführte Gesundheitsmaßnahmen	Aufgrund der Größe des Unternehmens besteht die Möglichkeit, dass im Rahmen einer betrieblichen Gesundheitsförderung (BGF) bereits erste Maßnahmen zur Förderung der Gesundheit der Mitarbeiter im Unternehmen durchgeführt worden sind. Dies könnte erste Erkenntnisse über die Akzeptanz und dessen Wirkungsgrad solcher Maßnahmen geben und gleichzeitig den Grundbaustein zukünftiger Maßnahmen bilden. Zudem ist fraglich, ob die möglichen durchgeführten BGF-Maßnahmen durch die Führungsebene oder durch externe BGM-Berater durchgeführt worden sind. Demnach wäre es sinnvoll, gegebenenfalls Seminare zum Thema Gesundheit der Mitarbeiter zunächst auf der Führungsebene durchzuführen, um eine Sensibilisierung der Führungskräfte zu schaffen.

4 Nutzen eines BGM

4.1 Ökonomischer Nutzen eines BGM

Um die Einführung eines BGM vorantreiben zu können benötigt es für das Unternehmen einen ökonomischen Nutzen, um ein solches Managementsystem überhaupt realisierbar zu machen. Die folgende Tabelle 7 zeigt der Meisterbau GmbH den ökonomischen Nutzen eines BGM auf.

Tabelle 7: Ökonomischer Nutzen eines BGM der Meisterbau GmbH (eigene Darstellung)

Ökonomischer Nutzen	Erläuterung
Imageaufwertung des Unternehmens	Als erster ökonomischer Nutzen für die Meisterbau GmbH ist zunächst der positive Imageaufbau des Unternehmens nach außen zu nennen. So ist davon auszugehen, dass vorhandene Gesundheitsmaßnahmen für die Beschäftigten sich positiv auf das Image des Unternehmens auswirkt. Bechmann et al. (2011, S.16) konnte dies bereits in einer Unternehmensumfrage zu den Hintergründen einer Einführung der Maßnahmen eines betrieblichen Gesundheitsmanagements darstellen. So haben insgesamt 67% der Befragten die Option „Image verbessern" gewählt. Im direkten Bezug des demografischen Wandels und des steigenden Fachkräftemangels (vgl. Kapitel 2) kann dies ein entscheidender Vorteil gegenüber den Mitbewerbern sein, um geeignetes Fachpersonal zu erlangen, diese langfristig im Unternehmen zu halten, um letztlich einen Wettbewerbsvorteil für die Meisterbau GmbH zu schaffen. Zudem konnte festgestellt werden, dass allein das Vorhandensein gesundheitsbezogener Maßnahmen im Unternehmen positive Effekte auf die Mitarbeiter und schließlich auf das Unternehmen hat (Nöhammer, Katzdobler & Stummer, 2018, S.278-280). Das Arbeitgeberimage kann zusätzlich dauerhaften negativen Schaden nehmen, sollte das Unternehmen verlangen, ihre Krankheit am Arbeitsplatz zu erscheinen (Präsentismus) (Uhle & Treier, 2019, S.23; Struhs-Wehr, 2017, S.84). Ein ausgereiftes BGM soll dies verhindern.
Senkung des Krankenstandes	Zu den am meisten verwendeten Kennzahlen im Unternehmen gehören die Fehlzeiten der Mitarbeiter, da diese einen nicht zu vernachlässigenden Kostenfaktor im Unternehmen darstellen (Singer & Neumann, 2010, S.58). Durch gezielte Maßnahmen soll das BGM diese Quote senken und die Wirtschaftlichkeit der Meisterbau GmbH stützen. Maßnahmen zur Senkung der Krankenquote können unterschiedliche Ausmaße annehmen. Hierfür ist zunächst eine Analyse der gegenwärtigen Gesundheitssituation notwendig. Dennoch können allgemeine Mitarbeiterschulungen im Sinne von Schulungen als auch Präventivmaßnahmen zum Thema Alkohol, Rauchen, Diabetes oder Ernährung gehalten werden und so die Mitarbeiter der Meisterbau GmbH zum Thema Gesundheit zu sensibilisieren.
Verbesserung der Gesundheit der Mitarbeiter	Eine allgemeine Verbesserung der Gesundheitssituation der Mitarbeiter soll stattfinden. Dies können Linderungen von Rückenschmerzen sein bis hin zu eine gesünderen Nahrungsaufnahme und der daraus resultierenden Steigerung des Wohlbefindens. Zudem zeigen gesunde Mitarbeiter eine höhere Produktivität und Leistungsfähigkeit (Meyer, 2008, S.30-33), was somit den Mitarbeitern als auch dem Unternehmen einen Vorteil bringt.

4.2 Gesundheitlicher Nutzen eines BGM

Neben den wirtschaftlichen Vorteilen wird für die Meisterbau GmbH im Folgenden der gesundheitliche Nutzen der Beschäftigten in Tabelle 8 dargestellt.

Tabelle 8: Gesundheitlicher Nutzen eines BGM (eigene Darstellung)

Gesundheitlicher Nutzen der Mitarbeiter	Erläuterung
Physische / Psychische Verbesserung	Wie bereits erwähnt gehören Rückenschmerzen zu den bekanntesten Krankheiten Deutschlands (Kapitel 2). Ohne bereits bestehende Gesundheitsmaßnahmen ist davon auszugehen, dass auch hier ein Großteil solcher Beschwerden durch die tägliche Arbeitsbelastung seinen Ursprung haben können. Im Bereich der physischen Verbesserung können unterschiedliche Maßnahmen ergriffen werden. Dies kann der Einsatz neuer moderner Gerätschaften auf der Baustelle sein, aber auch der Einsatz ergonomischer Arbeitsplätze im Büro können gesundheitliche Risiken eindämmen. Bechmann et al. (2011, S.11) konnte demnach bereits positive Effekte im Bereich der Verbesserung des Arbeitsplatzes belegen. Im Bereich des BGM ist neben der Berücksichtigung der physischen Erkrankungen auch die psychischen Erkrankungen als nicht zu vernachlässigender Faktor zu sehen. Besonders die Anzahl an psychischen Erkrankungen ist seit 2010 bis 2020 um 56% gestiegen (Meyer, Wing, Schenkel & Meschede, 2021, S.443). Auch hier müssen durch Mitarbeitergespräche oder anonymisierte Umfragen Konzepte entwickelt werden um folglich diese psychischen Erkrankungen zu behandeln. Demnach führt ein BGM zur Verbesserung der physischen und psychischen Gesundheit der Mitarbeiter auf allen Ebenen.
Verbesserung der Lebensqualität	Die Durchführung betrieblicher Gesundheitsförderungsmaßnahmen kann eine Verbesserung der Lebensqualität nach sich ziehen. So können im Rahmen der BGF regelmäßige Treffen der Mitarbeiter oder wiederkehrende Events durchgeführt werden. Dies soll den Weg zur Arbeit erleichtern und die allgemeine Lebensqualität verbessern. Auch ein Angebot der Meisterbau GmbH durch die Finanzierung einer Mitgliedschaft in Form einer „Urban Sports Club" (USC) Mitgliedschaft bietet den Mitarbeitern die Möglichkeit, sich in der Freizeit fit zu halten und die eigene Gesundheit zu fördern. Eine USC-Mitgliedschaft bietet den Mitarbeitern die Möglichkeit, Orts und Unternehmensunabhängig in unterschiedlichen Fitness- und Gesundheitsanlagen zu trainieren (Urban Sports Club, 2023).
Verbesserung des Betriebsklimas	Die Durchführung von Unternehmungen innerhalb der Beschäftigten der Meisterbau GmbH kann die Gemeinschaft und eine allgemeine Verbesserung des Betriebsklimas fördern. Aufgrund der Größe des Unternehmens von insgesamt 652 Mitarbeitern ist ein besseres persönlicheres kennenlernen durchaus sinnvoll. Hierdurch kann die Gemeinschaft gestärkt werden und eine allgemeine Verbesserung des Betriebsklimas kann stattfinden. Bereits in der Umfrage von Bechmann et al. (2011, S.) deutete auf ein schlechtes Betriebsklima hin, woraufhin folglich gezielte Maßnahmen in Form von BGF eingeführt worden sind.

5 Konzeption und Planung eines BGM

5.1 Das 6-Phasen-Modell für den Aufbau eines BGM

Die folgende Tabelle 9 stellt das 6-Phasen-Modell der DHfPG zur erfolgreichen Integration eines BGM in die Meisterbau GmbH dar. Anschließend folgt eine Erläuterung der einzelnen Phasen. Aufgrund der hohen Komplexität des Vorgehens bestehen die einzelnen Phasen aus mehreren Schritten.

Tabelle 9: 6-Phasen-Modell der DHfPG (eigene Darstellung)

Schritte	Relevante Phase des 6-Phasen-Modells
- B Arbeitskreis bilden zum Thema Gesundheit - Aus resultierender Bedarfsbestimmung folgt die Zieldefinition des geplanten BGM - Projektplanung durchführen	1. Bedarfsbestimmung

- Ist-Zustand-Analyse
  - Ermittlung der Gesundheitschancen und -risiken auf den Baustellen und im Bürogebäude
  - Durchführung von Mitarbeiterbefragungen zum Thema Gesundheit
- Bewertung der vorhandenen Gegebenheiten
	2. Analyse

- Maßnahmenplanung - Schwerpunktfestlegung der Maßnahmen	3. Interventionsplanung
- Durchführung der geplanten Maßnahmen mittels der Projektplanung	4. Intervention
- Auswertung der durchgeführten Maßnahmen mittels Festlegung der Methoden zur Analyse - Festlegung der zu analysierenden Kennzahlen	5. Evaluation
- Stetige Umsetzung und Verbesserung der durchgeführten Maßnahmen - Festhaltung der Gesundheitsziele in die Unternehmenswerte	6. Nachhaltigkeit

Das zuvor dargestellte 6-Phasen-Modell stellt einen ganzheitlichen Ansatz zur Einführung eines Betrieblichen Gesundheitsmanagements dar.

Im ersten Schritt erfolgt die Bedarfsbestimmung, in der ein Arbeitskreis zum Thema des BGM gebildet wird. Hierbei wird die Meisterbau GmbH eine Umfrage zur freiwilligen Teilnahme durchführen, denn motivierte und interessierte Mitarbeiter zum Thema Gesundheit zeigen bekanntlich eine höhere Arbeitsleistung (Half, 2017, S.13-14). Dennoch ist ein Mitarbeiter aus jeweils einem Arbeitsbereichen die Grundvoraussetzung für das Bestehen einer Arbeitsgruppe. Dies beinhaltet somit mindestens einen Mitarbeiter aus dem Bereich des Personalmanagements, der Führungsebene, der Verwaltung als auch aus dem Bereich der direkten Tätigkeit der Meisterbau GmbH. In der Regel gehören Personen aus der Unternehmensleitung, dem Betriebsrat, der Personalleitung, der Betriebsarzt, die Fachkraft für Arbeitssicherheit oder externe Akteure eines BGM in den Arbeitskreis, sodass der Arbeitskreis das gesamte Unternehmen abdeckt (Walle, 2022). Im Folgenden wird die Zieldefinition und die Projektplanung festgelegt. Die Einhaltung von festgelegten Zeitabläufen und benötigten Ressourcen soll den Einstieg in ein strukturiertes BGM erleichtern (Bahr, Kellerhoff & Wertz, 2018, S.144).

In der zweiten Phase folgt die „Analyse" der Meisterbau GmbH. Hier wird eine Arbeitsplatz- und Tätigkeitsanalyse durchgeführt, um Gesundheitschancen und -risiken herauszufinden. Verschiedene Analysemethoden wie beispielsweise Mitarbeiterbefragungen und -beobachtungen und eine Krankenstandanalyse sollen Aufschluss über die derzeitige Gesundheitssituation bieten und im Anschluss eine Bewertung der vorhandenen Gegebenheiten bieten.

Die Phase der Interventionsplanung und Intervention besteht zunächst aus der Maßnahmenplanung und anschließenden Durchführung dieser. Hierbei ist auf die Priorisierung der Dringlichkeit der Maßnahmen zu achten (Bahr, Kellerhoff & Wertz, 2018, S.144). Während der Durchführung sind zudem die einzelnen Meilensteine der Projektplanung einzuhalten, um die Motivation der Mitarbeiter zu erhalten.

Die Phase der Evaluation besteht aus der Auswertung der durchgeführten Maßnahmen. Hierbei können eine Struktur-, Prozess oder Ergebnisevaluation durchgeführt werden (Walle, 2022). Die Meisterbau GmbH nutzt die Prozessevaluation. Hierbei wird nach der durchgeführten Maßnahme diese sofort evaluiert und gegebenenfalls Maßnahmen zu Verbesserungen ergriffen (Walle, 2022).

Die letzte des Phase des 6-Phasen-Modells der DHfPG stellt die Nachhaltigkeit dar. Diese soll die stetige Umsetzung und Verbesserung der durchgeführten Maßnahmen gewährleisten. Um diese Maßnahmen dauerhaft im Unternehmen zu integrieren, werden zudem die Gesundheitsziele in den Unternehmenswerten festgehalten. Hierbei ist darauf zu achten, dass diese Gesundheitsziele immer präsent gehalten werden, sodass die Beschäftigten nicht in alte Muster fallen.

5.2 Erfolgsfaktoren des zugrundeliegenden BGM-Projektes

Um das zugrundeliegende BGM-Projekt erfolgreich zu gestalten, sind unterschiedliche Erfolgsfaktoren während des gesamten Projektes zu beachten. Im Folgenden werden drei Erfolgsfaktoren des zugrundeliegenden BGM-Projekts erläutert.

5.2.1 Erfolgsfaktor: „Führungskräfteverhalten"

Die gesundheitsorientierte Führung gehört zu den relevantesten Erfolgsfaktoren zur erfolgreichen Implementierung eines BGM, denn „die Führungskräfte tragen die gesundheitsorientierte Kultur ins Unternehmen (Struhs-Wehr, 2017, S.66-67).

Zudem ist die Motivation der Führungskräfte zum Thema BGM von entscheidender Relevanz, denn unmotivierte Führungskräfte können den Erfolg erheblich hemmen (Altenhöner et al., 2014, S.6; Bechmann et al., 2011, S.18).

Eine einseitige Arbeit seitens der Führungskräfte ist somit nicht von dauerhafter Standhaftigkeit. Es ist ein Zusammenspiel der Führungskräfte gemeinsam mit den Mitarbeitern von Nöten, um den Erfolg des BGM zu gewährleisten (Meyer, 2008, S.22).

Folglich wird festgehalten, dass trotz möglicher guter struktureller Gegebenheiten der Meisterbau GmbH der Präventionswille auf der Führungsebene gegeben sein muss, um Maßnahmen zum Thema BGM erfolgreich durchsetzen zu können (Biallas et al., 2019, S.400-401). Sollten dennoch Hemmungen oder allgemeine Bedenken zum Thema BGM bestehen, ist die Teilnahme an Führungskräfteseminaren zum Thema Gesundheit eine Möglichkeit zur Sensibilisierung hinsichtlich ihrer Verantwortung der Gesundheit gegenüber den Mitarbeitern (Altenhöner et al., 2014, S.8).

5.2.2 Erfolgsfaktor: „Partizipation"

Partizipation gehört, neben dem Führungsverhalten des Unternehmens, zu einem weiteren Erfolgsfaktor mit großer Bedeutung (Struhs-Wehr, 2017, S.61). Unter dem Begriff der Partizipation zum Thema BGM ist die Aktivierung der Mitarbeiter zum Thema Gesundheit zu verstehen. Hier soll das Wissen und Können der Mitarbeiter eingebracht, entfaltet und weiterentwickelt werden (Struhs-Wehr, 2017, S.105). Hierdurch wird ein dauerhaftes Gesundheitsbewusstsein geschaffen. Hierzu ist jedoch ein Umfeld notwendig, welches „konsistent das konstruktive Gesundheitsverhalten abruft und verstärkt" (Uhle & Treier, 2019, S.259). Somit ist der Einbezug der gesamten Belegschaft der Meisterbau GmbH von großer Bedeutung.

5.2.3 Erfolgsfaktor: „Ganzheitlichkeit"

Der Erfolgsfaktor „Ganzheitlichkeit" gehört zu den Erfolgsfaktoren zur Durchführung des BGM-Projektes. Der Begriff „Ganzheitlichkeit" in Bezug auf das BGM beinhaltet verhaltens- als auch verhältnisorientierte Maßnahmen und „verbindet den Ansatz der Risikoreduktion mit dem des Ausbaus von Schutzfaktoren und Gesundheitspotenzialen (Ganzheitlichkeit)" (Europäisches Netzwerk für betriebliche Gesundheitsförderung (ENWHP), 2014). Zusätzlich vermittelt sie eine ganzheitliche Aufgabe der Mitarbeiter zum Thema „Sinn" und „Stellenwert" der durchgeführten Tätigkeit (Nerdinger, Blickle & Schaper, 2008, S.431).

Die Meisterbau GmbH soll demnach im gesamten Unternehmen eine ganzheitliche Arbeitsweise und Organisation zum Thema Gesundheit betreiben, da Einzelaktivitäten schnell in Vergessenheit geraten und nicht den gewünschten nachhaltigen Effekt erzielen (Uhle & Treier, 2019, S.70). Dies kann beispielsweise in Form von ergonomischen Arbeitsplätzen in den Bürogebäuden oder durch den Einsatz neuer Technologien auf den Baustellen vor Ort sein. Wichtig ist hier, dass jeder Mitarbeiter von den Gesundheitsmaßnahmen betroffen ist.

6   Literaturverzeichnis

Ahrendt, D., Cabrita, J., Clerici, E., Hurley, J., Leončikas, T., Mascherini, M. et al. (Eurofound) (2020). *Living, working and COVID-19*. Zugriff am 16.01.2023. Verfügbar unter https://www.eurofound.europa.eu/sites/default/files/ef_publication/field_ef_document/ef20059en.pdf

Altenhöner, T., Köhler, M., Philippi, M. & Alaze, F. (2014). Maßnahmen des betrieblichen Gesundheitsmanagements. Evaluation einer Seminarreihe für Führungskräfte. *Prävention und Gesundheitsförderung, 9* (1), 3-9.

Appelfeller, W. & Feldmann, C. (2023). *Die digitale Transformation des Unternehmens. Systematischer Leitfaden mit zehn Elementen zur Strukturierung und Reifegradmessung* (2., überarbeitete und erweiterte Auflage). Berlin: Springer-Verlag.

Badura, B. (Hrsg.) (2017). *Arbeit und Gesundheit im 21. Jahrhundert. Mitarbeiterbindung durch Kulturentwicklung*. Berlin Heidelberg: Springer.

Bahr, N., Kellerhoff, S. & Wertz, A. (2018). Die Rolle des Fachkompetenzaufbaus bei der Implementierung einer strukturierten Betrieblichen Gesundheitsförderung. In M. A. Pfannstiel & H. Mehlich (Hrsg.), *BGM – Ein Erfolgsfaktor für Unternehmen* (S. 137-162). Wiesbaden: Springer Fachmedien.

Bechmann, S., Jäckle, R., Lück, P. & Herdegen, R. (2011). *iga.Report 20 - Motive und Hemmnisse für Betriebliches Gesundheitsmanagement (BGM). Umfrage und Empfehlungen*. Zugriff am 16.01.2023. Verfügbar unter https://www.iga-info.de/veroeffentlichungen/igareporte/igareport-20

Bungard, S., Hertle, D., Kliner, K., Lüken, F., Tewes, C. & Trümner A. (2013). *BKK Gesundheitsreport 2013. Gesundheit in Bewegung. Schwerpunkt Muskel- und Skeletterkrankungen*. Zugriff am 16.01.2023. Verfügbar unter https://www.sozialpolitik-aktuell.de/files/sozialpolitik-aktuell/_Politikfelder/Gesundheitswesen/Dokumente/Gesundheitsreporte%20BKK/BKK_Gesundheitsreport_2013.pdf

Dupuis, H. & Konietzko, J. (1989). Das Belastungs-Beanspruchungs-Konzept. In J. Konzietzko & H. Dupuis (Hrsg.), *Handbuch der Arbeitsmedizin. Arbeitsphysiologie Arbeitspathologie Prävention* (Band 3, VI-3.3,1). Kassel: Ecomed.

Cholakova, M., Reichert, S. & Thio, V. (2008). *Unterscheidung Belastung und Beanspruchung – kritische Aufarbeitung eines Konzepts*. Darmstadt: Technische Universität Darmstadt.

Eckardt, A. (Hrsg.). (2011). *Praxis LWS-Erkrankungen. Diagnose und Therapie*. Berlin Heidelberg: Springer-Verlag.

Europäisches Netzwerk für betriebliche Gesundheitsförderung. (2014). *Luxemburger Deklaration zur betrieblichen Gesundheitsförderung*. Zugriff am 24.01.23. Verfügbar unter https://www.bkk-dachverband.de/fileadmin/user_upload/Luxemburger_Deklaration.pdf

Fahland, A.-R., Kohlmann, T. & Schmidt, C.O. (2016). Bedeutung des Rücken- und Nackenschmerzes. Vom akuten zum chronischen Schmerz. In H.-R. Casser, M. Hasenbring, A. Becker & R. Baron (Hrsg.), *Rückenschmerzen und Nackenschmerzen. Interdisziplinäre Diagnostik und Therapie, Versorgungspfade, Patientenedukation, Begutachtung, Langzeitbetreuung* (S. 3-10). Berlin Heidelberg: Springer.

Froböse, I. & Wallmann-Sperlich, B. (2021). *Der DKV-Report 2021. Wie gesund lebt Deutschland?* Köln: Deutsche Krankenversicherung.

Half, R. (2017). *Die Zeit ist reif. Glücklich arbeiten. Studie über die Geheimnisse der glücklichsten Unternehmen und Mitarbeiter*. Zugriff am 24.01.2023. Verfügbar unter https://www.roberthalf.de/sites/roberthalf.de/files/pdf/noindex/robert-half-deutschland-gluecklich-arbeiten.pdf

Hollederer, A. (2016). Betriebliche Gesundheitsförderung bei älteren Beschäftigten in Deutschland. Ergebnisse im IAB-Betriebspanel 2011. *Zeitschrift für Gerontologie und Geriatrie, 49* (2), 132-137.

Institut für Mittelstandsforschung Bonn (IfM Bonn). (2016). *KMU-Definition des IfM Bonn*. Zugriff am 09.01.2023. Verfügbar unter https://www.ifm-bonn.org/definitionen-/kmu-definition-des-ifm-bonn

Lauer, T. (2019). *Change Management. Grundlagen und Erfolgsfaktoren* (3., vollständig überarbeitete und erweiterte Auflage). Berlin Heidelberg: Springer Gabler.

Meyer, J.-A. (2008). *Gesundheit in KMU. Widerstände gegen Betriebliches Gesundheitsmanagement in kleinen und mittleren Unternehmen. Gründe, Bedingungen und Wege zur Überwindung*. Hamburg: Techniker Krankenkasse.

Meyer, M., Wing, L., Schenkel, A. & Meschede, M. (2021). Krankheitsbedingte Fehlzeiten in der deutschen Wirtschaft im Jahr 2020. In B. Badura, A. Ducki, H. Schröder & M. Meyer (Hrsg.), *Fehlzeiten-Report 2021. Betriebliche Prävention stärken – Lehre aus der Pandemie* (S.441-538). Berlin: Springer.

Nerdinger, F. W., Blickle, G. & Schaper, N. (2008). *Arbeits- und Organisationspsychologie*. Berlin: Springer.

Nöhammer, E., Katzdobler, S. & Stummer, H. (2018). Kulturentwicklung zur Etablierung von Betrieblichem Gesundheitsmanagement. In M.-A. Pfannstiel & H. Mehlich (Hrsg.), *BGM –*

Ein Erfolgsfaktor für Unternehmen. Lösungen, Beispiele, Handlungsanleitungen (S.269-284). Wiesbaden: Springer Gabler

Pötzsch, O. (2012). *Geburten in Deutschland. Ausgabe 2012.* Wiesbaden: Statistisches Bundesamt.

Prütz,F., Seeling, S., Ryl, L., Scheidt-Nave, C., Ziese, T. & Lampert, T. (2014). Welche Krankheiten bestimmen die Zukunft. In B. Badura, A. Ducki, H. Schröder, J. Klse & M. Meyer (Hrsg.), *Fehlzeiten-Report 2014. Erfolgreiche Unternehmen von morgen – gesunde Zukunft heute gestalten* (Bd. 2014). Berlin: Springer.

Sammito, S. (2018). CME Zertifizierte Fortbildung. Betriebliche Gesundheitsförderung. Wirkungen erhöhter körperlicher Aktivität in der Prävention von Erkrankungen. *Zentralblatt für Arbeitsmedizin, 68,* 357-366.

Simon, H. & Gathen, A. von der. (2010). *Das große Handbuch der Strategieinstrumente. Werkzeuge für eine erfolgreiche Unternehmensführung* (2. Überarbeitete und erweiterte Auflage). Frankfurt am Main: Campus.

Singer, S. & Neumann, A. (2010). Betriebliches Gesundheitsmanagement bei einem IT-Dienstleister. In A. S. Esslinger, M. Emmert & O. Schöffski (Hrsg.), *Betriebliches Gesundheitsmanagement. Mit gesunden Mitarbeitern zu unternehmerischem Erfolg* (1., Auflage) (S.49-66). Heidelberg: Gabler-Verlag.

Statistisches Bundesamt (Destatis). (2022). Kleine und mittlere Unternehmen (KMU). Zugriff am 09.01.2023. Verfügbar unter https://www.destatis.de/DE/Themen/Branchen-Unternehmen/Unternehmen/Kleine-Unternehmen-Mittlere-Unternehmen/Glossar/kmu.html

Stowasser, S. (2012). *Die neue Ergonomie-Grundnorm DIN EN ISO 26800.* Zugriff am 25.01.2023. Verfügbar unter https://www.kan.de/publikationen/kanbrief/neue-grundlagendokumente-der-ergonomie/die-neue-ergonomie-grundnorm-din-en-iso-26800

Struhs-Wehr, K. (2017). *Betriebliches Gesundheitsmanagement und Führung. Gesundheitsorientierte Führung als Erfolgsfaktor im BGM.* Wiesbaden: Springer Fachmedien.

Urban Sports Club. (2023). Deine Welt des Sports – in einer Mitgliedschaft. Trainiere wann, wo und was du willst – indoor, outdoor und online. Mit dem flexibelsten Sport- und Wellnessangebot Europas! Zugriff am 16.01.2023. Verfügbar unter https://urbansportsclub.com/de

Walle, O. (2022). *Betriebliches Gesundheitsmanagement: Einführung in 6 Phasen.* Zugriff am 17.01.2023. Verfügbar unter https://www.haufe.de/arbeitsschutz/gesundheit-umwelt/die-6-phasen-zur-einfuehrung-eines-bgm_94_282458.html

Weinreich, I. & Weigl, C. (2002). *Gesundheitsmanagement erfolgreich umsetzen. Ein Leitfaden für Unternehmen und Trainer.* Neuwied: Luchterhand.

WHO (World Health Organisation) (1946). *Constitution of the world health organisation.* Zugriff am 24.01.2023. Verfügbar unter https://apps.who.int/gb/bd/PDF/bd47/EN/constitution-en.pdf

Wunsch, C. & Buchmann, M. (2019). Demografischer Wandel verschärft Fachkräftemangel. *Die Volkswirtschaft, 5,* 43-45.

Zwiener, R., Blank, F., Logeay, C., Türk, E. & Wöss, J. (2020). Demografischer Wandel und Renten: Beschäftigungspotenziale erfolgreich nutzen. *Wirtschaftsdienst, 100 ,*35-41.

7   Tabellenverzeichnis

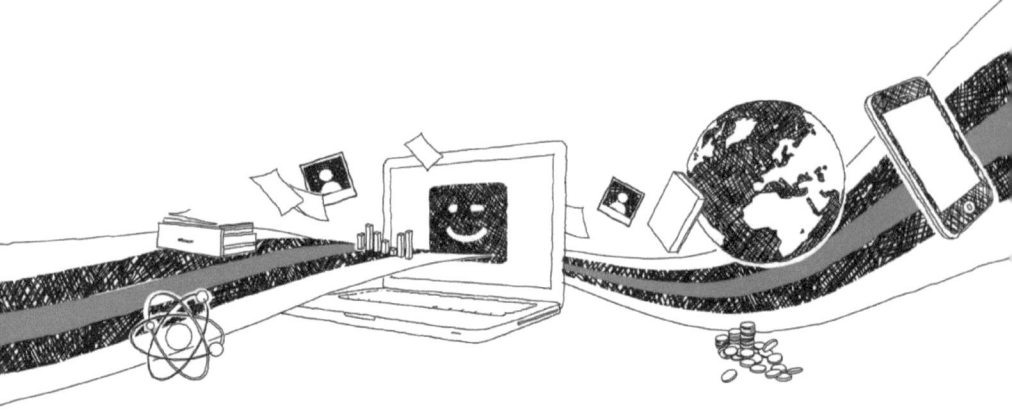
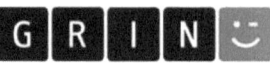